针 道
——经络针

焦顺发 著

中国中医药出版社
·北 京·

图书在版编目（CIP）数据

针道．经络针/焦顺发著．－－北京：中国中医药出版社，2019.8

ISBN 978 - 7 - 5132 - 5583 - 7

Ⅰ．①针…　Ⅱ．①焦…　Ⅲ．①针灸疗法　Ⅳ．①R245

中国版本图书馆 CIP 数据核字（2019）第 087832 号

中国中医药出版社出版

北京经济技术开发区科创十三街 31 号院二区 8 号楼
邮政编码　100176
传真　010 - 64405750
廊坊市晶艺印务有限公司印刷
各地新华书店经销

开本 880×1230　1/32　印张 8.5　字数 118 千字
2019 年 8 月第 1 版　2019 年 8 月第 1 次印刷
书号　ISBN 978 - 7 - 5132 - 5583 - 7

定价　65.00 元
网址　www. cptcm. com

社 长 热 线　010 - 64405720
购 书 热 线　010 - 89535836
维 权 打 假　010 - 64405753

微信服务号　zgzyycbs
微商城网址　https://kdt. im/LIdUGr
官 方 微 博　http://e. weibo. com/cptcm
天猫旗舰店网址　https://zgzyycbs. tmall. com

如有印装质量问题请与本社出版部联系（010 - 64405510）
版权专有　侵权必究

序

  中医针刺"经络"治病，因年代久远，历史沉浮变迁，再加上一些后代医学家们解读和认定经文有误，使针刺"经络"治病相关经文的真意尘封在针灸经典著作中，部分内容消失在历史长河中。

  我从 20 世纪 60 年代开始习读、研究中医经典著作，并在临床应用和验证，发现中国医学家们约在 4500 年前即在穴位针刺"经"进行治病。之后，发现"经"是"网络状"，特称"经络"，并在临床广泛、持续开展针刺"经络"治病，获得确切疗效。

  中医学家们深入研究发现了"脑髓""脑为髓之海""髓为经络之海"。《甲乙经·奇经八脉》"冲脉、任脉者，皆起于胞中，上循脊里，为经络之海"即佐证。

  大约 2500 年前，中医不仅有了"脑经络系统"，而且在穴位针刺"经络"，通过调节治疗疾病变成了现实，笔者认为这是中医针刺治病的精髓和真谛，是理论科学、方法绝妙、疗效神奇的针刺治病方法，有感于此，特成"经络针"，以传承、弘扬。

  书中错漏、偏误难免，敬请读者探讨和指点。

焦顺发

2019 年 4 月 10 日于北京

目 录

开篇 ……………………………………………………………… 1

第一篇　针刺经穴 ……………………………………………… 29

第一节　经穴 …………………………………………………… 31

第二节　气至为刺中 …………………………………………… 50

第三节　迎随可调整 …………………………………………… 72

第四节　防止伤大经等 ………………………………………… 80

第二篇　探刺经络 ……………………………………………… 87

第一节　高人刺经络 …………………………………………… 94

第三篇　发现脑经络系统 …………………………………… 115

第一节　脑为经络海 ………………………………………… 118

第二节　髓为经络之督 ……………………………………… 122

第三节　节交为经络 ………………………………………… 125

第四篇　据节刺经 …………………………………………… 137

第一节　节 …………………………………………………… 139

第二节　节通表里连四方 …………………………………… 161

第三节　节连背俞 …………………………………………… 180

第四节　据节选会 …………………………………………… 192

第五篇 瞬间能出效 …………………………… 227

第一节 治大病，疗顽疾 …………………… 231

第二节 疗效快而好 ………………………… 234

第三节 久传不衰 …………………………… 237

第六篇 对临床医师的期待 ………………… 241

第七篇 附"经络之会" ……………………… 255

开篇

中医"针刺经络"治病独好。其理论科学，方法绝妙，疗效神奇，久传不衰。特成"经络针"弘扬。　　杜顺发

2018年12月12日 于加什

经络 针 业顺发

2018年12月25日

经络

卫恒发

中国古代医学家们，早在三千年前，轮发现"经"是网络状的，特称"经络"。

"经络"的发现具有化时代意义。其揭示了"经"结构的最大特征。此后又发明了用微针刺"经络"治病，并获得了"神奇"的疗效，长时间广泛应用于临床，从使中华民族繁衍昌盛。这是中国古代针刺治病最大贡献之一。

在几千年后的当今，仍然一枝独秀。可敬可贺！

巫川发

2018年 3月18日   于加州

中国古代医学家们不仅发现了"经"是"网络"状，而且经过广泛深入研究后，发现了"经络"的主要框架结构。　　张仲发

2018年3月18日　　于加州

"脑为髓之海。"

"髓为经络之海。"

王兴发

2018年3月18日　于加州

《甲乙经·奇经八脉》
篇曰："冲脉、任脉者，皆
起于胞中，上循脊里，
为经络之海。" 王叔发

2018年3月18日 　　　于加州

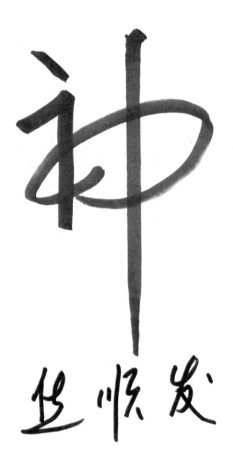

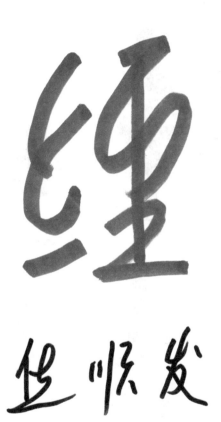

经络

卫顺发

疏通经络保顺发

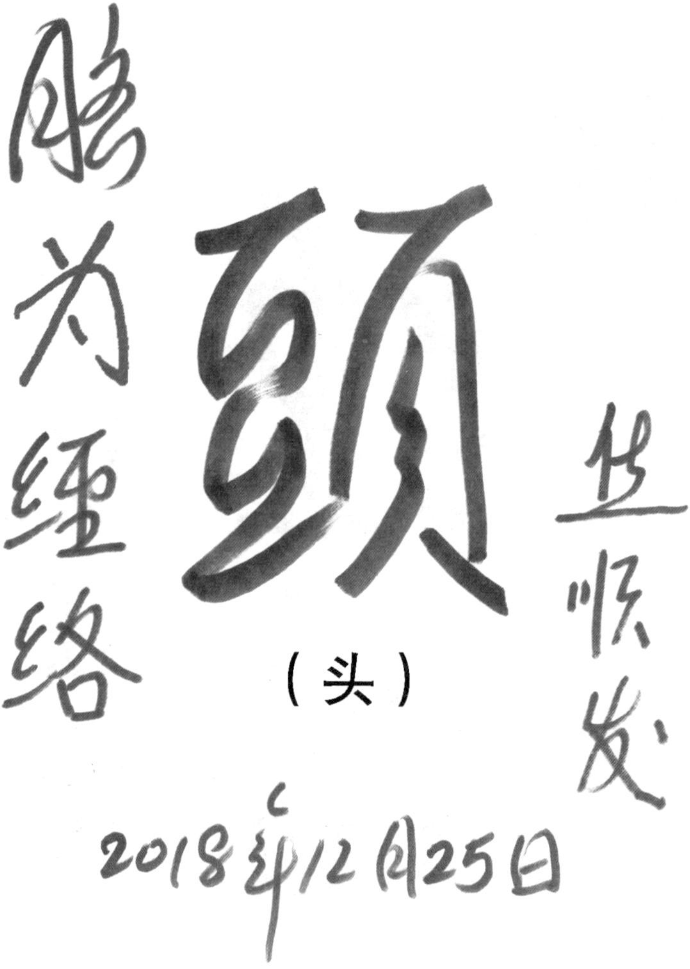
脑为经络
2018年12月25日

（头）

髓为经络

谷

血顺发

2018年12月25日

节交感 经络 丝顺发

2018年12月25日

节出空交

躯肢经络

业顺发

节入胸腹交

脏腑经络

卫顺发

刺经络
治百病

王顺发

针刺经络效

神奇

生恨发

中医无无刺

经络

丝顺发

2018年12月25日

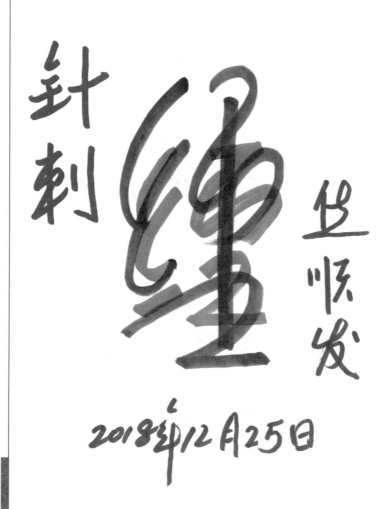

针刺 经 卫顺发

2018年12月25日

脑髓网络

坐顺发

2018年12月25日

针刺经络 治病 也顺发

经穴归针迹坚恬发

2018年12月25日

第一篇 针刺经穴

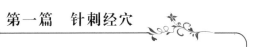

第一节　经穴

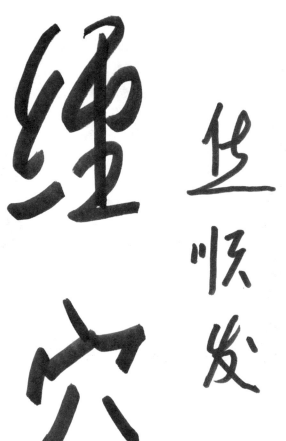

经穴

经穴图即是经络

图

生顺发

2018年12月25日

會

（会）

经穴即称经络之

廷顺发

2018年12月25日

经穴是经络的探测

點
（点）

丝顺发

2018年12月25日

在穴刺

经络

坐顺发

经穴与节 连 生顺发

2018年12月25日

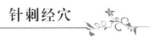

经穴与病通

岳顺发

2018年12月25日

最常用的

经穴

生顺发

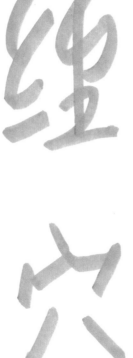

最有效的经穴针刺发

传承千年的经穴

坐顺发

中医天天刺经穴

治病

丝顺发

五千年

刺经穴治病

生顺发

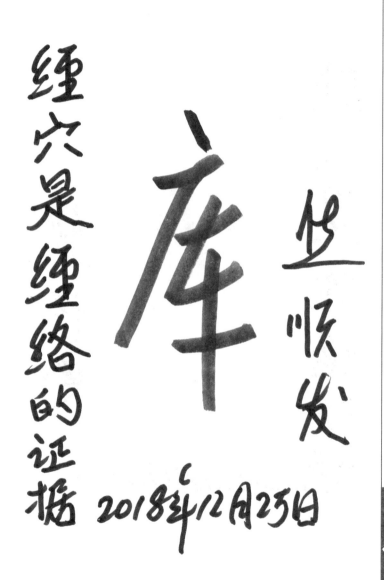

经穴是经络的证据

库坦顺发

2018年12月25日

经穴是经络证据

链

坐顺发

2018年12月25日

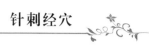

手不离针

生顺发

2018年12月30

针不离穴

丝顺发

2018年12月30

穴不离经

2018年12月30

经不离病上顺发

2018年12月30

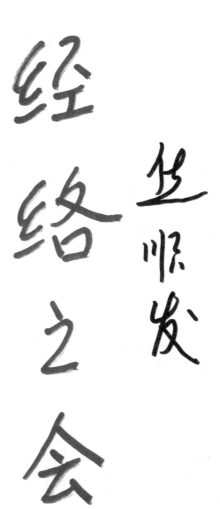

经络之会
生顺发

第二节　气至为刺中

刺之微，在速迟。

邑悟发

早在上古时期，高明的医学家们，就能用针刺中"神""机"，水平高低只有快慢之别。"刺之微，在速迟"即是佐证。

并且知道如何才算刺中、刺好。"往者为逆，来者为顺；明知逆顺，正行无问。逆而夺之，恶得无虚，追而济之，恶得无实，迎之随之，以意和之，针道毕矣"即是佐证。

之后，对针刺"神、机、经"等认识更深刻。主要有三种表述：

一、以病人感知为主

在针刺时，病人突然感到针刺部位，出现抽、麻、酸、胀等，立刻就说有了！对了！好了！"数刺乃知""以知为数"即是此记。其太重要了！也是中医刺中"经络"最客观、最有价值的标准。因人的感知是世界上最敏感、最准确的。

二、以出现"气"为主

在针刺"经络"时，病人可突然出现抽、麻、酸、胀等，此种异常感觉的出现，视为"气"。"气与针相逢""针已出而气独行""针入而气逆"即是佐证。

三、以"气至""得气"为主

在针刺时，一旦出现"气至"，就是刺中"经络"了。"刺之而气不至，无问其数；刺之而气至，乃去之，勿复针"即是陷证。

所以，我定"气至"为刺中。

担顺发

2018年12月12日 于加州

以知为数

数刺乃知

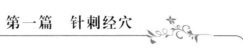

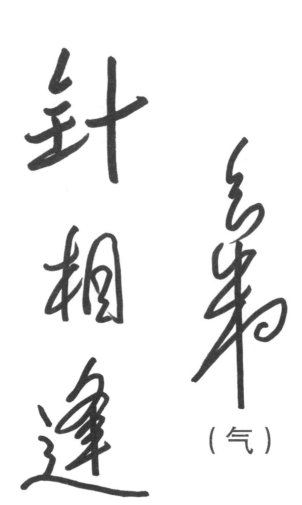

针相逢弟（气）

针入而气逆

针出气独行

邪顺发

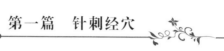

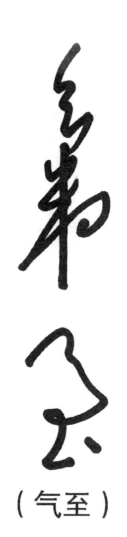

（气至）

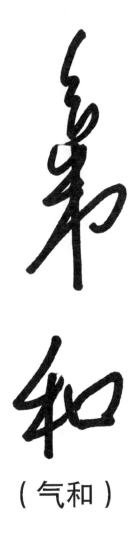

（气和）

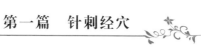

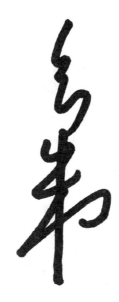

调

（气调）

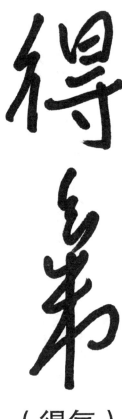

（得气）

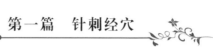

经气至

（经气至）

《素问·针解》篇曰：
"经气已至，慎守勿失者，
勿变更也。"

"经气至"即是将针刺
在"经"上出现的"气至"。也
就是将针刺在"经络"上
出现的"气至"。些顺发

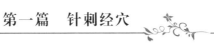

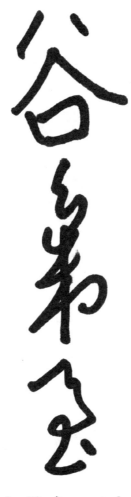

（谷气至）

《灵枢·终始》篇曰：
"所谓谷气至者，已补而实，已泻而虚，故以知谷气至也。""谷气至"即是将针刺在肌肉溪谷之间的"经络"（躯肢神经）出现的"气至"，所以，要求"谷气至"。

赵儿弓发

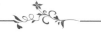

气穴之处

游针之居

丝顺发

《素问·气穴说》曰："凡三百六十五穴，针之所游行也。"意是三百六十五个穴位，皆是针自由行，寻找出现"气至"的部位。"余已知气穴之处，游针之居。"意是我已知道，"气穴"之处，就是出现"气至"的部位。

"肉之大会为谷，肉之小会为溪，肉分之间，溪谷之会，以行荣卫，以会大气"。经文之意是，肌肉之间有"经络"之会，也会经络之气。　　旦以多发

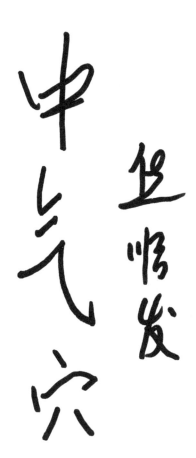

中气穴

卫悟发

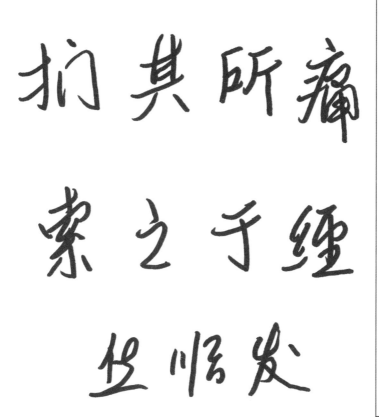

扪其所痛

索之于经

坐惊发

第三节　迎随可调整

针刺"经络"时,通过针的"迎""随"可使"气至"的程度调整到最佳适度。即是病人要有较明显的异常感,但又能忍受。　世间发

2018年12月12日　于加州

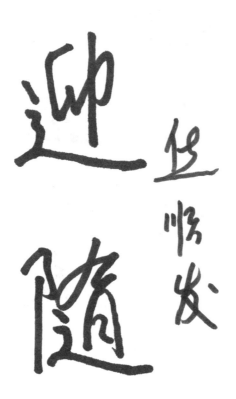

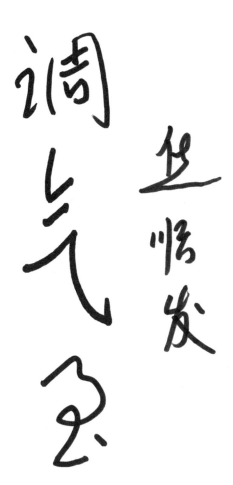

调气血，悟发展

《灵枢·终始》曰：

"泻者迎之，补者随之；知迎知随，气可令和"。

"凡刺之道，气调而止。"

王顺发

2018年12月12日 于加拿大

所有针刺之道，皆是"气调而止"。"气调"指"气至"。"气至"即是刺中"经络"。所以，刺中"经络"即是所有"针道"。些顺发

2018年12月12日 于加什

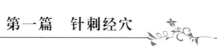

补泻之时

《素问·针解》曰："补泻
之时，与气开阖相合也"。
王冰解："气当时刻谓之开，
已过未至谓之阖"又去
《针经》曰：谨候其气之
所在而刺之，是谓逢时。
此所谓补泻之时也"。血恪发

《难经·第七十八难》曰：
"得气，因推而内之是谓补，
动而伸之是谓泻"。经文之意
即是，仅在"得气"不足时，才将
针往内推，补充"得气"。如"得
气"太多，将针往后迎，使"得气"
减弱或消失。　　　卢明发

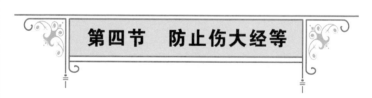

第四节　防止伤大经等

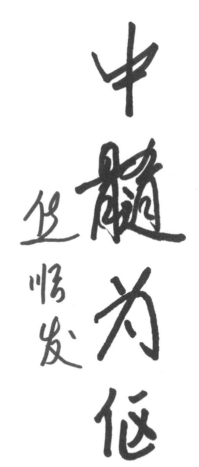

《素问·刺禁论》曰：
"刺脊间中髓为伛。"经
文之意，即是在脊骨间针
刺，中了"脊髓"出现截瘫
或回肢瘫。因"伛"是"伛偻"
也，指身蜷屈也，特指"中
枢性瘫痪"。　　　伍順发

入胳立死

迟恒发

《素问·刺禁论》曰："刺头中脑户，入脑立死。"经文之意即是在头部扎针，如将针刺入脑，立即死亡。

卫顺发

2018年12月12日　于加州

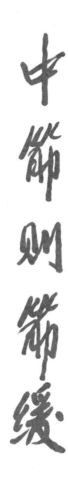

中節則節緩

《灵枢·邪气脏腑病形》篇曰："中筋则筋缓"。经文之意，即是说在针刺时，如过度损伤较大的筋（经），可引起相关肌肉活动障碍。

竺顺发

2018年12月12日于加州

第二篇 探刺经络

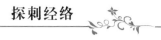

"针刺经络"是石破天惊的伟大发明,也是医学史上一件大事。

卫顺发

2018年12月12日　于加卅

经络

坚恬发

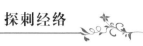

经络是宝

（宝）

丝顺发

2018年12月25日

经络是中医的

命

卫顺发

2018年12月25日

早在上古时期，中国
医学家们，就探索"针刺
经络"治病。　王恢发
2018年12月12日　于加拿

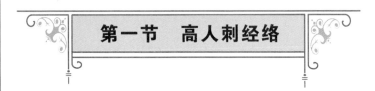

第一节　高人刺经络

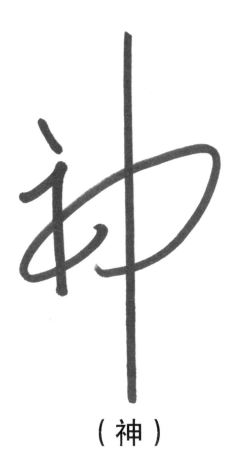

（神）

《灵枢·九针十二原》曰：
"粗守形，上守神。神乎
神，客在门。未睹其
疾，恶知其原。刺之微，
在速迟。"

"粗守形，上守神"即
是说低级的医生只知道

针刺"形"治病，而高明的医生则知道在"形"中刺"神"治病。"神"指"经络"。"神乎神，客在门"，即是说"神"非常神奇，像贵客一样位于"形"之中。"未睹其疾，恶知其原"，即是说没有看懂疾病，怎能知道病因。"刺之微，在速迟"，即是说医生针刺"神"的速度，只有快慢之差。

　　　　　　　　　　　王恒发

2018年12月12日 于加州

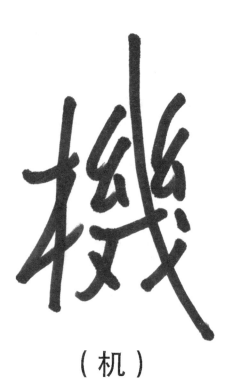

（机）

《灵枢·九针十二原》曰：
"粗守关，上守机。机之动，不离其空。空中之机，清静而微。其来不可逢，其往不可追。知机之道者，不可挂以发；不知机道，叩之不发。知其往来，要与之期。粗之暗乎，妙哉！工独有之。"

兰怀发

2018年12月12日　于加州

　　"粗守关，上守机"，即是说低劣的医生，只知道刺"关"治病，而高明的医生则知道在"关"中刺"机"治病。"机"是特别重要之物，实指"经络"。现在证明是"躯肢神经"。

　　"机之动，不离其空。空中之机，清静而微。其来不可逢，其往不可追。"这三句经文是对"机"研究的高度概述。

"机之动，不离其空"，即是说"机"是特别而重要的物质。其活动的范围，从来不离开它的空间。

"空中之机，清静而微"，即是说"机"从外表观察，清静仅有微微之动。

"其来不可逢，其往不可追"，即是说"机"的内部快速往来活动，主观又不能控制。

现代神经解剖发现，人"躯肢神经"的外表观察，仅有微微之动（可能是支配神经的动脉微动）。但内部却快速传递着运动（出）感觉（入）的冲动，主观又不能控制。两者结论基本一致。

证明中医古代描记的"机"实指人体的"躯肢神经"。

　　　血脉发　　于加升

经

《甲乙经·针道第四》曰、
"形乎形,目瞑瞑、扪其所痛,
索之于经,慧然在前,按之弗得,
不知其情,故曰形。"

经文之意,即是说"形"
在外表什么也看不见。在"形"
中用手按压出现疼痛,探索
到"经"(摸到索条状略有弹
性之物),马上就知道"形"是
什么。

"按之弗得，不知其情，故曰形"。意思是用手按，什么也没有摸到，即不知道情况，所以才称其为"形"。

简而言之，在"形"中针刺的"经"，用手按可出现疼痛，还可摸到索条状，略有弹性之物。

竺顺发

2018年12月12日　于加州

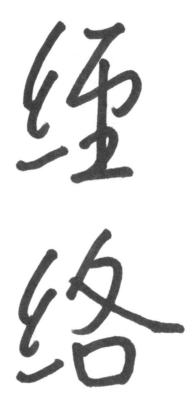

　　"经络"是个令人伤感的话题。

　　约在三千年前，中国医学家们，就发现"经"是"网络状"，简称"经络"。其是破天荒的大发现，有里程碑意义。在当时"经络"的名称太火了，不仅中医人耳熟能详，而且中国普通人也熟知。后来，大家都知道中医"摸脉诊病，针刺经络治病"。

沧海桑田、历史变迁，久而久之，使"经络"变得深奥、迷茫。

现在重新解读、认定"经络"，定会使"针刺经络"治病，再创辉煌，造福人类。 仝顺发

2018年12月12日 于如册

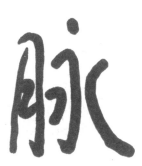

中国古代医学家们，因和"血脉"区别，特称"经"为"经脉"。"督脉"即是"经脉"之督。凡是会入"督脉"的皆是"经脉"。

"经脉"出现年代久远，医学家们一直传承、弘扬。

"经脉"所描述的内容，包含了多种针刺物，当然"经络"是其中之一。

伍炳彩

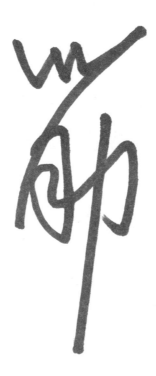

《灵枢·经脉》篇曰：
"人始生，先成精；精成而脑髓生。骨为干，脉为营，筋为刚，肉为墙，皮肤坚而毛发长。"

因在那个时代，"筋"是脂肪五种组织之一，在临床也研究和应用刺"筋"治病，实为刺"经络"治病。   华恒发

2018年12月12日   于加拿

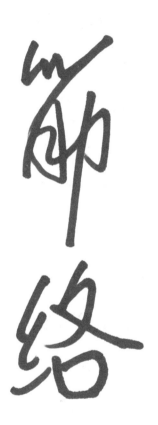

《素问·六元正纪大论》曰:"民病血溢,筋络拘强,关节不利,身重筋痿。"

在该段经文中,看到"筋络"的名称。但还未查到针刺"筋络"治病的描记。

此处所说"筋络",即是认定"筋"是"网络状",特称。在其他时代即指"经络"。   些顺发

2018年12月12日   于加竹

第三篇　发现脑经络系统

脑经络

丛恒发

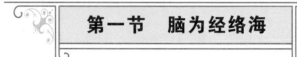

第一节　脑为经络海

脑为经络海

上顺发

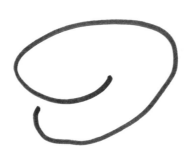

经络之海

卫昌发
2018年12月12日于加州

《灵枢·海论》曰："脑为髓之海。"

《难经·第二十八难》曰："然、督脉者，起于下极之俞，并于脊里，上至风府入属于脑。"　赵顺发

2018年12月12日 于加州

知道"脑为髓之海"，脊髓入属于脑，就明白脑为经络之海。因为位于躯肢的"经络"皆是髓势的"节"（细丝）交叉形成的。

"脑为经络之海"问世，使"经络"有了司令部。也将发

第二节　髓为经络之督

髓道为经络督

髓为經络督

卫順发
2018年12月12日于加州

位于"脊骨空"的"髓"，能统督全身的"经络"，故"髓为经络督"。

"髓为经络督"问世，使"经络"有了主体结构和框架。

王炳发

2018年12月12日 于加州

第三节　节交为经络

 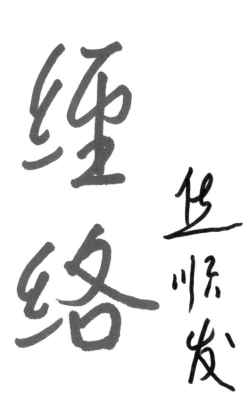

节之交为经络之顺发

《灵枢·小针解》曰：
"节之交，三百六十五会。"

经文中的"会"，即指"经络
之会。""节之交，三百六十五会"，
即指倍行躯肢的三百六十五
个"经络"之会，皆是倍行"髓"
旁的"节"交叉形成的。但偶发

"节之交为经络"问世，
使人体的"经络"有了组织
和结构特征。同时，为"经络"
形成系统奠定了基础。

匡继发

2018年12月12日于加州

经络之节

业顺发

2018年12月12日于加叫州

节

通表里，连内外，

交经络，出入神。

[illegible]

2018年12月12日于加州

节 丝顺发

节入髓为经络海

节交叉为经络

2018年12月12日于加州

"节"交叉形成"经络"主

"节"，出"交叉后空"（椎间孔）再

分别交叉形成"躯肢经络"和

"脏腑经络"。

　　"躯肢经络"在躯肢分别支

配不同部位。

　　"脏腑经络"先在胸腹等形

成"冲脉、任脉"，然后再分别

交叉，支配不同脏腑。

　　卫怀发　　2018.12.12.

驱肢经络

足临发

脏腑经络之情发

《甲乙经》曰："冲脉、任脉，皆起于胞中，上循脊里，为经络之海。"

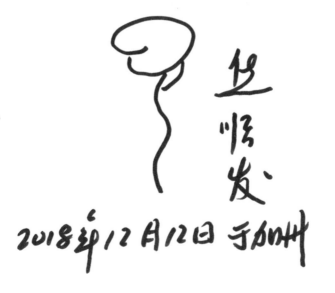

龙恒发

2018年12月12日 于加州

节竹

神气也者

生悦发

（神气）

《灵枢·九针十二原》曰：
"所言节者，神气之所游行
出入也，非皮肉筋骨也。"
经文中的"神气"即指"神"
之气，也指"经气""经络"
之气。故曰"节"行"经络之
气。

卫怡发

第四篇 据节刺经络

第一节　节

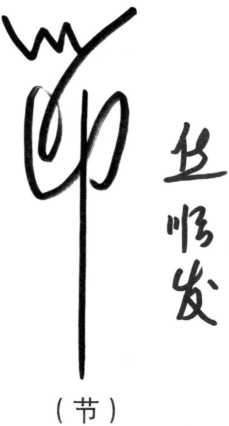

（节）

节上交为

髓

督

丝忆发

餐

2018年12月12日加叫

经络

节下交为

经络丝悟发

2018年12月12日加州

节调

经络弟

世顺发

（经络气）

节字是珍宝，
识破不得了，
如能据节刺，
定会出奇效。

王顺发

"书"字非常特别、难懂，但又重要、常用。将其说透、挑明，可运用自如，或事半功倍，甚者可四两拨千斤。

赵明发

2018年12月12日 于加州

痛忆"节"往昔

焦顺发

"节"字在中国古代针灸学中，有种用法至今仍隐迷茫，令人心碎。

《素问·五脏生成》曰："诸髓者皆属于脑，诸节者皆属于节。"该段经文本来是破天荒的伟大发现，其形成了"脑节"体系的框架结构。后因王冰注解说"节气之坚结者, 皆络于骨节之间也", 使其真意再度深陷谜中。

《灵枢·小针解》曰: "节之交三百六十五会, 络脉之渗灌诸节也。"其在白话时说, "节之交三百六十五会"是说由络脉渗灌血气于周身百节的穴位。(《黄帝内经灵枢译释》, 南京中医学院中医系编著 上海科学

技术出版社 1989年第一版）

使其跑题、变味，远离真意。

《素问·调经论》王冰解《针经》曰："所谓节之交三百六十五会，皆神气出入游行之所非骨节也。"这段"经文"未被人重视，真意一直尘封在原文中。

《灵枢·九针十二原》曰："节之交，三百六十五会。知其要者，一言而终，不知其要，流散无穷。

所言节者，神气之所游行出入也，非皮肉筋骨也。"白话时说(《黄帝内经译释》，南京中医学院中医系编著，上海科学技术出版社出版1989年第一版)："人体关节等部交接之处的间隙，共有三百六十五个会合处。懂得并掌握了这些要领，甚至一句话就可以讲明白，不懂得这些要领，就会漫无系统，对这些腧穴就不易掌握了。这里所说的节,是脉气所流行出入的地方,并不是指皮肉筋骨的局部。"

上述破解和白话,使"节"的真意变异,也使古代医学家们发现的"经络"生封在中医经典之中。

令人伤透了脑筋!!

2018年12月12日　于才四代

笑谈"节"今生

毕顺发

我破解"节"的真意，不仅使"节"�回到"髓旁"，而且复活了中医"经络"(神经)体系。

《素问·五脏生成》曰："诸髓者皆属于脑，诸筋者皆属于节。" 我认为"诸髓者皆属于脑"，即是脊髓的诸段皆属于脑。"诸筋者皆属于节"，即是

位于躯肢的"节"皆属于节。

该段经文是中医学家们，通过尸解人体的颅腔、脊椎管，彻底露出脑、脊髓和两侧的神经根细丝，详细研究后，得出的结论。由此，使位于躯肢的"节"，通过"髓骨"的"节"与脑、脊髓连成一体，简称"脑筋"。至今中国人常说："老脑筋""死脑筋""脑筋不会拐弯"，轨是人们对中医古代"脑筋"深刻记忆的传承。中国普通人，对中医古代的"脑筋"，死死刻在脑海中，而当代很多中医人，对"脑筋"二字却忘得一干二净。难怪，中医找不到"经络"。

"节之交，三百六十五会。"这句经文不知源自何时、何处。后《小针解》解为"络脉之渗灌诸节也"。此解读其真意深陷逃矣。

我认为，"节之交，三百六十五会"出现在"诸筋者皆属于节"之后。其作者深知"诸筋者皆属于节"的确切含义和价值。在此认识基础上，了解人的脊椎管、颅腔和躯肢的皮、肉，露出"髓劳"的"节"和躯肢的"筋"，实际就是躯肢的"经络"（现代称躯体神经），详细研究了很多针刺部位下的"经络"结构，并探明针刺部位中的"经络"（现代称踝跗神经），是由位于"髓旁"的"节"效布形成的，特用"节之交，三百六十五会"概述。

从此，开启了在"踝跗"针刺"节之交"形成的"会"治病，也使中医针刺治病迈向科学治病的新时代。那是两千五百年前的事，此时西方医学还未问世。

《素问·调经论》王冰解：
"《针经》曰：所谓节之交三百六十五会，皆神气出入游行之所非骨节也。"王冰说的是《甲乙经》前的《针经》，深意无人细说。

我认为，该段经文价值非凡，意义重大。其是中国古代医学家们，剖开肢肢露出节之交形成的会（经络）（现代称肢肢神经），用最特别的方法（说未知方法）（研究发现，每个"会"
（每个部位的经络）都能自由传
递出入信息。

"神气"特指上述时期，针
刺治病的"神"之气。也亦称"经
气""经络之气"。

此时亦是公元之初，西方医
学对此竟然无知。因在公元200
年左右，盖伦才发现，人脑的运动
和感觉信息，皆是脑室中流动

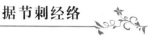

水陆通的。这个说点持续了1500年才改变的。

由此可说，《针经》的"所谓节之交三百六十五会，皆是神气出入游行之所"是研究"经络"传递出入信息的先河，可称里程碑。

《灵枢·九针十二原》曰："节之交，三百六十五会。知其要者，一言而终，不知其要，流散无穷。所言节者，神气之所游行出入也，非皮肉筋骨也"。

这段经文，我看了半个世纪还没看够，至今每每看到都激情四溢。特别是"所言节者"，指的是脊髓两侧的"经络"细丝（现代称神经根细丝）。"神气之所游行出入也"特指上古时期针刺治病的"神"之气，也就是"经络"之气（现代称"神经"

更使我惊叹不已，思绪万千！

　　其源于《灵枢·九针十二原》，少说也有1600年。那时，西方医学还不知道神经的运动和感觉信息是如何传递的。约在1810年Bell等切断动物脊髓前根、后根分别出现支配的肌肉瘫痪和感觉障碍，才证明脊髓两旁的神经根丝，传导神经运动和感觉的冲动，距今仅有两百多年。而中国医学的发现和成果，足足比西方医学所见早1400年。

我正确破译经文的"节"字，彻底复活了中医的"脑神筛（经）"体系，再创辉煌造福人类。

也由此，使我激动地常常写书撰文，一直到八十年，将我破译的"节"字和"脑神筛（经）体系"不断呈献给同仁。2018年12月12日加州

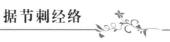

第二节　节通表里连四方

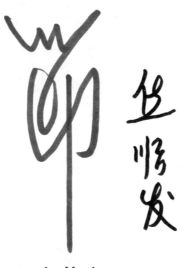

（节）

通表里 连四方

2018年12月12日 加叶

经络

节交叉成

经络督

节入髓战

经络海

节会脏成

髓为奇经

生恨发

2018年12月12日 加

髓道为

督脉

生精发

2018年12月12日 于加州

大椎督

上殳

狂情发

2018年12月12日　加州

志枢肾

下肢

足厥发

2018年12月12日加针

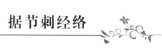

经络之海

上循脊里为

风府入属

脑

任脉发

2018年12月12日加州

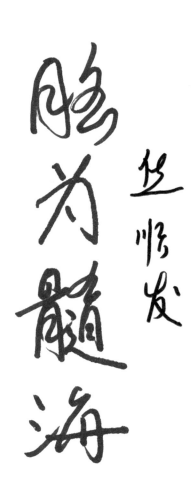

《灵枢·卫气》篇曰：

"胸气有街

腹气有街

头气有街

胫气有街

也哈发

节入胸腔连 心肺 丝顺发

2018年12月12日 加州

胸中大气

生恹发

杼骨之端奉开一寸半

2018年12月12日于加州

第三椎下两旁一寸半

肺俞

主咳发

前

2018年12月12日 加申

第五椎下两旁一寸半

心之俞

赵恒发

2018年12月12日 加州

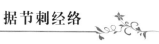

节入腹腔通

肝肾

上怒发

2018年12月12日 加州

第九椎下两旁一寸半

肝气前

也悔发

2018年12月12日 于加州

第十四椎下两旁一寸半

肾 血顺发

愈前

2018年12月12日 加针

第三节　节连背俞

明背俞

知节理

达顺发

2018年12月12日加印

背前连节通

脏腑

生恁发

2018年12月12日于加呷

之前，中国医学家们，没有用文字清楚地描记过"节"的位置，但在临床却有"背俞"穴治疗"脏腑疾病"，获得奇效。真是奇妙无穷，令人深思。世恒发

2018年12月12日 于加州

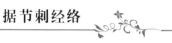

斜刺背俞通过"节"
等调节"神气"治疗
脏腑病损获得奇效。

赵明发

2018年12月12日于加州

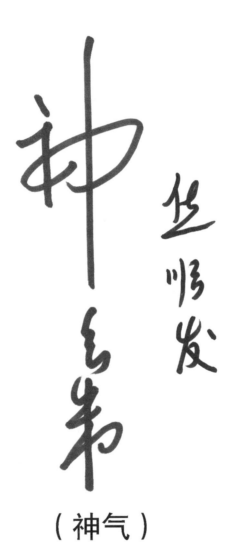

（神气）

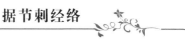

《灵枢·背俞》篇曰：
"肺俞在三焦之间，
心俞在五焦之间，
膈俞在七焦之间，
肝俞在九焦之间，
脾俞在十一焦之间，

起效发。

2018年12月12日　于加州

《甲乙经·卷之三》曰：

"大杼，在第一椎下，

风门，在第二椎下，

肺俞，在第三椎下，

心俞，在第五椎下，

膈俞，在第七椎下，

肝俞，在第九椎下，

胆俞，在第十椎下，

脾俞，在第十一椎下，

胃俞，在第十二椎下，

三焦俞，在第十三椎下，

肾　俞，在第十四椎下，

大肠俞，在第十六椎下，

小肠俞，在第十八椎下，

膀胱俞，在第十九椎下，

中膂俞，在第二十椎下，

白环俞，在第二十一椎下"。

赵修发

2018年12月12日 于加什

中国医学家们,早在公元之初,发现的十九对"背俞",实为探索据"节"刺治病的典范。甚"惊发"

2018年12月12日 于加州

节交践

躯肢经络

主恃发

据节刺

效神奇

卫恒发

2018年12月12日 于加田邨

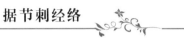

躯肢经络由"节"交，
神气出入"节"能调，
局都患病"节"失衡，
刺"节"调气出奇效。

岳旸发
2018年12月12日 于加州

第四节　据节选会

一、以四街分节段

2018年12月12日加州

下股连

腹腰骶

兰悟发

2018年12月12日 加州

四街

分段 王恃发

2018年12月12日于加州

背俞

定节

生悟发

膈分

胸腹丝顺发

2018年12月12日 于加神

胸有心肺

心

同帅

丝悟发

2018年12月12日 加州

腹居

肝肾

生顺发

2018年12月12日 加帅

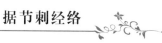

节属髓

髓属脑

赵顺发

2018年12月12日 加州

脏腑当家

走顺发

2018年12月12日 加中

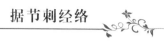

肺心病

肺　心　内

前　前　关

王顺发

2018年12月12日　加忡

肝胆病

肝期阳

俞门陵

楚恒发

2018年12月12日加艸

胃病

中脘　三里　胃俞

郑顺发
2018年12月12日　加申

肠道病

天　气　足
　　　　三
枢　海　里

王明发
2018年12月12日 加针

肾病

肾俞　京门　三阴交

王居发

2018年12月12日 加州

妇科病

气海　关元　三阴交

卫恰发

2018年12月12日 加针

二、按体表分节段

体表会

对应内

上顺发

2018年12月12日加卅

本节病

起愎发

体表会能治

2018年12月12日加册

头盖会

治眩、联、

生惊发

2018年12月12日为四叶

五官爽

刺周围

立脂发

2018年12月12日 加州

胸背会

治心肺

上愤发

2018年12月12日 加州

肝胆胃

背脉腹会邪

上脖发

2018年12月12日 加州

腹腰脈会

治同位疾

丝循发

2018年12月12日 加州

以、痛为输

上顺发

2018年12月12日 加叶

以知为数

逆顺发

2018年12月12日　加付

五脏病刺

背俞

主惊发

2018年12月12日加种

六腑病刺

其募

正恨发

2018年12月12日加州

口面

合谷守

生怕发

2018年12月12日 加仲

胸胁

内关

生惊发

2018年12月12日 加州

肚腹 三里求

王恒发

2018年12月12日加州

上肢、瘫

刺通天

坐顺发

2018年12月12日加卅

下肢瘫

百会选

起恢复

2018年12月12日 加州

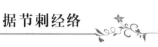

言困难

春颜先

走顺发

2018年12月12日 加神

玉枕、羽

眼、睽

坐、愦发

2018年12月12日 加叶

天柱治　小眩、病　生恨发

2018年12月12日 加冲

第五篇　瞬间能出效

中国医学家们，针刺全身多种组织治病数千年，证明针刺"经络"疗效神奇。

伍炳发

2018年12月12日于加州

疗效神奇

王恺发

第一节　治大病，疗顽疾

治大病
疗顽疾

赵顺发
2018年12月12日于加州

《灵枢·终始》曰：

"凡刺之属，三刺至谷气。
邪僻妄合，阴阳易居，
逆顺相反，沉浮异处，
四时不得，稽留淫泆。"

连鸿发

2018年12月12日 于加州

《灵枢·九针十二原》曰：
"今夫五脏之有疾也，譬犹刺
也、犹污也、犹结也、犹闭也。
刺虽久，犹可拔也；污虽久，
犹可雪也；结虽久，犹可解也；
闭虽久，犹可决也。或言久疾
不可取者，非其说也。夫善用
针者，取其疾也，犹拔刺也、
犹雪污也，犹解结也，犹决闭也。
疾虽久，犹可毕也。言不可治
者，未得其术也。" 丘修发

第二节　疗效快而好

风之吹云，且悦发

《灵枢·九针十二原》曰：
"刺之要，气至而有效，效之信，若风之吹云，明乎若见苍天。刺之道毕矣。"　"刺之要，气至而有效"，即是刺中"经络"就有效。因"气至"代表刺中"经络"。

"效之信，若风之吹云，明乎若见苍天"，即是说确信的疗效，如风吹云散。这就是针刺之道。继以另发于加州

《素问·长刺节论》曰：
"病在节，节寿节痛，不可从
行，名曰节痹，刺节上为故。
刺分肉间，不可中骨也。斜
(病)起节泉病已止。"

　　经文之意即是，患"节痹"病
时，将针刺在"节"上，起针后即
可恢复。其疗效快而好。

　　　　　　　与顺发
2018年12月12日　于加州

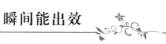

第三节　久传不衰

千年务

丝顺发

2018年12月12日 于加叶

中医针刺"经络"治病，传承数千年仍然一枝独秀。如能大力弘扬，将会再创辉煌造福人类。 卫培发

2018年12月12日 于加州

针刺经络治病三千年 坐顺发

第六篇 对临床医师的期待

针刺经络治病看似复杂，临床医师主要抓定疾病、找经穴、刺经络、出疗效四件事即可。在三五年内，力争能精刺九十个经穴，熟悉三十种病。

在此基础上，再决定如何研究和发展。

赵顺发

2018年12月25日　加册

定疾病生顺发

找经穴丝顺发

刺经络位顺发

出方效速顺发

精刺九十个

经穴

全顺发

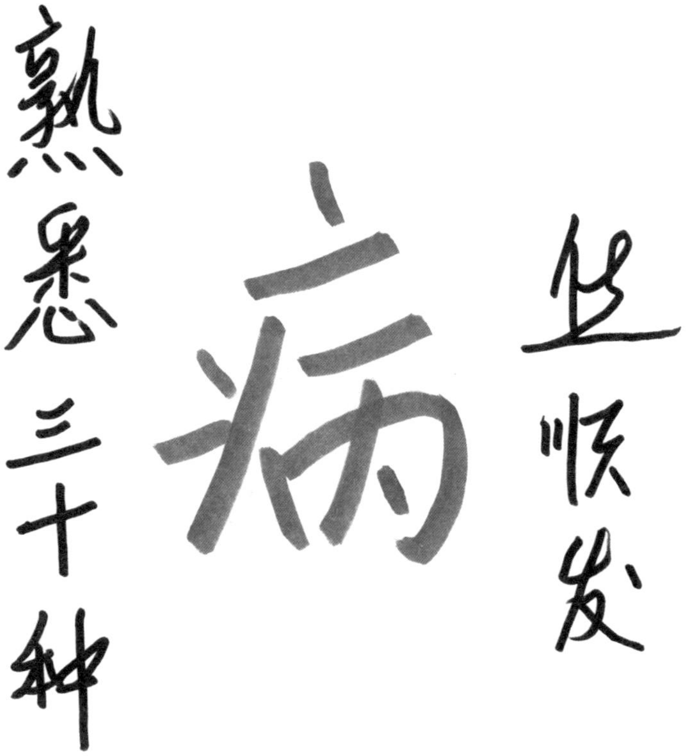

熟悉三十种病生�发

后 记

书中所说，是我半个世纪品读针灸经典的一点认识和感悟，难免有疏漏和偏误，敬请方家探讨和高人指点。

我认为中国医学家们，独具慧眼，发现人体的"经"是

"网络状",特称"经络",是世界最伟大的发现之一。

针刺"经络"治病,是医学最伟大的发明,实用数千年,至今依然像参天大树,屹立在世界医林之中!。令我激情四溢,感慨万千!

他们发现"脑髓",知道"经络"入髓成"经络之海";督脉督"经脉",上属脑",形成"脑经脉"。其对人类和世界医学皆有巨大贡献，我们应该传承、弘扬。

王顺发

2018年12月30日 加州

正宗 经络

生恢发

第七篇　附『经络之会』

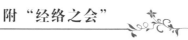

简述"经络之会"（气穴）

"经络之会"（气穴），不仅是中国针刺治病最宝贵的财富，而且有非常重要的科学价值。因为，其是人体"经络"最古老、最全面、最真实的"证据库"。

每个"针刺部位"，都是针刺"经络"的物证、铁证。

早在上古时期，高明的医生

就知道在"穴位"中刺"神机"治病。后来，发现在"穴位"中刺的"神"也称"经"。将针刺在"经"上可出现"气至"，特称"经气至"。

再后来，发现"经"是"网络状"，简称"经络"。因"经络"是破天荒的伟大发现，很快红遍中国。此后，中国的针刺治病则变成了"针刺经络"治病。

由此可知，"针刺部位"是从

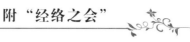

无到有、从少到多、从劣到优，不断变化着。最后流传的皆是临床最好用、最实用、最有效的"针刺部位"。

中国医学家们每天针刺这些"部位"给病人治病并获得神奇疗效。老师们手把手，一代一代传给徒弟，越传越精，越用越灵。一直传了几千年，把"针刺经络"治病传得"出神入化。"

约在先秦前，中国医学家们经了解研究发现，所"针刺部位"中皆是"髓影之节"交叉形成的"会"，遂用"节之文，三百六十五会"表述。其进一步证明行于躯肢的"经"是"网络状"，而且知道躯肢的"经络"通过"节"入"髓"后形成"经络之海"。《甲乙经·奇经八脉》："冲脉、任脉者，皆起于胞中，上循脊里，为经络之海"可为证。

后又发现"节"是"神气游行出入也"。"神"指上古時期钳制"神"，"游行出入也"指自由迅速出入信息。

此时，在躯肢钳制"经络之会"，通过"节"调控"神气出入"，站几疾病变成现实。

之后，医学家们对"经络之会"，不懈深入研究，所有"经络之会"都有明确定位、钳制深浅和治疗病克的功能。其中对名、要、特穴研究得更加深入、透彻。

　　直到科学高度发达的当今，中国和世界医学家们依然钻研这些都能治病。人们越学越感到其奥妙，越用越知道其新效神奇。

　　为此，特成"附篇"，供同仁传承、弘扬。

华顺发

2018年12月12日　于力口科

焦氏头针

课程介绍

头针是打开中医针刺治病殿堂的钥匙。在本课程中，头针创始人焦顺发倾五十余年临床实践与讲学授课经验，系统阐释头针理论基础，并毫无保留地亲授头针基本手法与临床应用，力求将头针这一独立创新、理论独一、疗效显著的绝妙方法原汁原味地传承下去，以期"正传、真传、传承、弘扬"中医针刺治病之道。

课程亮点

 独家线上亲传课
焦顺发首次、唯一授权的线上头针亲传课

 珍藏纪录片首次公布
拍摄于1976年的影像资料《神奇的针刺麻醉》首次在课程中对外播放

 珍贵病例视频分享
全程记录头针的神奇疗效

 头针完整课程体系
焦老"理论-诊断-选区-头针术-临床治疗"头针技术倾囊相授

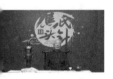 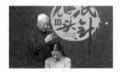 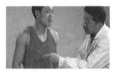 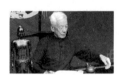

课程价值

头针学习必备课程
头针创始人亲授课程体系科学完备

引导中医思考的宝贵资源
焦老详谈头针开创思路与名医同步思考，构建体系，打通脉络

中医人才培养珍贵素材
50余年临床实践思考与总结学术理念分享激励崇高价值追求

课程大纲

"法于往古，验于来今"，头针冲破针灸思想桎梏——

焦老从中医针刺治病中吸纳的创新性针灸思维方式，带来针灸全新认知。

神经系统基本知识，夯实头针基石——

立足课程需求，系统讲解神经系统知识，明确头部解剖结构与精细分工，更好认识脑部疾病。

头针刺激区，焦老见解独到——

头针刺激区是头针的核心，选区治病是决定头针治疗脑病疗效的关键因素。

焦老针刺实操演示，焦氏亲传头针班待遇——

焦老亲身演示头针针刺实操，更有焦老临床实践的独门秘诀分享。

近五十年临床经验分享，真正用头针来治病——

从诊断、选区、治疗、疗效四个维度详细讲解头针能治疗的优势病种。

大家情怀，揭开针刺治病之"道"——

八旬医者，奔波于国内外，惟愿破解中医典籍之真意。看焦老先生以一生浮沉说针灸之"道"。

加官方客服微信了解更多

扫码购买课程

官方网址：www.daishumed.com 　　客服电话：400-9001-765 　　QQ群：590385908